LIBRO DE COCINA
PARA DIABÉTICOS

El Programa de Alimentación más eficaz para reducir rápidamente los niveles de azúcar en sangre y prevenir la diabetes.

Cheryl Shea

Additionally, the information in the following pages is intended only for informational purposes and should thus be thought of as universal. As befitting its nature, it is presented without assurance regarding its prolonged validity or interim quality. Trademarks that are mentioned are done without written consent and can in no way be considered an endorsement from the trademark holder.

Contenido

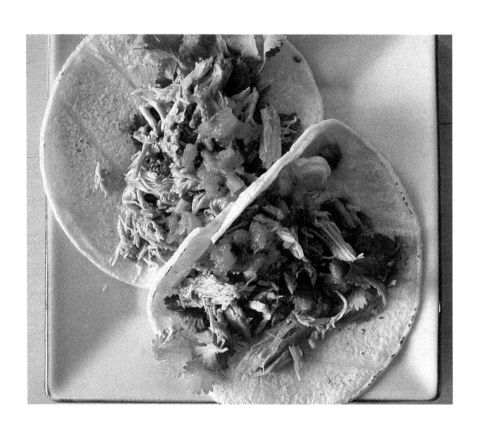

Tacos de Carnitas

Tiempo de preparación: 10 minutos
Tiempo de cocción: 5 horas
Porciones: 4
Ingredientes

- Paleta de cerdo con hueso de 3 a 3½ libras
- ½ taza de cebolla picada
- 1/3 de taza de zumo de naranja
- 1 cucharada de comino molido
- 1½ cucharaditas de sal kosher
- 1 cucharadita de orégano seco triturado
- ¼ cucharadita de pimienta de cayena
- 1 lima
- 2 envases (5,3 onzas) de yogur griego natural bajo en grasa
- 1 pizca de sal kosher
- 16 (6 pulgadas) tortillas de maíz amarillas blandas, como las de la marca Mission
- 4 hojas de col verde, cortadas en cuartos
- 1 taza de cebolla roja cortada muy fina
- 1 taza de salsa (opcional)

Direcciones

1. Quitar la carne del hueso; tirar el hueso. Recorta la grasa de la carne. Corta la carne en trozos de 2 a 3 pulgadas; ponla en una olla de cocción lenta de 3 1/2 o 4 cuartos de galón. Mezclar la cayena, el orégano, la sal, el comino, el zumo de naranja y la cebolla.
2. Tapar y cocinar durante 4 o 5 horas a fuego alto. Saque la carne de la olla. Desmenuza la carne con dos

—
8

tenedores. Mezclar con el líquido de cocción suficiente para humedecerla.

3. Saca 1 cucharadita de ralladura (ponla aparte) para la crema de lima, luego exprime 2 cucharadas de zumo de lima. Mezclar la sal en polvo, el yogur y el zumo de lima en un bol pequeño.

4. Servir la crema de lima, la salsa (si se desea), la cebolla roja y la col con la carne en las tortillas. Esparcir la ralladura de lima.

Nutrición
301 Calorías
 28g Carbohidratos
7g Azúcar

Chili de pollo

Tiempo de preparación: 6 minutos
Tiempo de cocción: 1 hora
Porciones: 4
Ingredientes

- 3 cucharadas de aceite vegetal
- 2 dientes de ajo, picados
- 1 pimiento verde picado
- 1 cebolla picada
- 1 tallo de apio, en rodajas
- 1/4 de libra de champiñones picados
- 1 libra de pechuga de pollo
- 1 cucharada de chile en polvo
- 1 cucharadita de orégano seco
- 1 cucharadita de comino molido
- 1/2 cucharadita de pimentón
- 1/2 cucharadita de cacao en polvo
- 1/4 de cucharadita de sal
- 1 pizca de copos de pimienta roja triturados
- 1 pizca de pimienta negra molida
- 1 lata (14.5 oz) de tomates con jugo
- 1 lata (19 onzas) de alubias rojas

Direcciones
1. Poner 2 cucharadas de aceite en una sartén grande y calentarla a fuego moderado. Añade los champiñones, el apio, la cebolla, el pimiento y el ajo, salteándolos durante 5 minutos. Déjalo a un lado.
2. Introducir en la sartén la cucharada de aceite sobrante. A fuego alto, cocina el pollo hasta que se dore y su exterior se vuelva firme. Vuelve a introducir la mezcla de verduras en la sartén.

3. Incorporar la pimienta negra molida, los copos de pimienta picante, la sal, el cacao en polvo, el pimentón, el orégano, el comino y el chile en polvo. Seguir removiendo durante varios minutos para evitar que se queme. Verter las alubias y los tomates y llevar toda la mezcla hasta el punto de ebullición y luego ajustar a fuego lento. Tapar la sartén y dejarla cocer a fuego lento durante 15 minutos. Destapa la sartén y déjala cocer a fuego lento durante otros 15 minutos.

Nutrición
308 Calorías
25,9 g de carbohidratos
29g de proteínas

Pollo a la Vera Cruz

Tiempo de preparación: 7 minutos
Tiempo de cocción: 10 horas
Porciones: 5
Ingredientes

- 1 cebolla mediana, cortada en trozos
- 1 libra de patatas de piel amarilla
- 6 muslos de pollo sin piel y sin hueso
- 2 latas (14.5 oz.) de tomates en cubos sin sal añadida
- 1 chile jalapeño fresco
- 2 cucharadas de salsa Worcestershire
- 1 cucharada de ajo picado
- 1 cucharadita de orégano seco triturado
- ¼ de cucharadita de canela molida
- 1/8 de cucharadita de clavo de olor molido
- ½ taza de perejil fresco picado
- ¼ de taza de aceitunas verdes rellenas de pimiento picadas

Direcciones
1. Poner la cebolla en una olla de cocción lenta de 3 1/2 o 4 cuartos. Coloca los muslos de pollo y las patatas encima. Escurre y desecha el jugo de una lata de tomates. Mezcla en un bol los tomates sin escurrir y escurridos, los clavos, la canela, el orégano, el ajo, la salsa Worcestershire y el chile jalapeño. Vierte sobre todo en la olla.

2. Cocina con una tapa durante 10 horas en la posición de calor bajo.

3. Para hacer la cobertura: Mezcla las aceitunas verdes rellenas de pimiento picado y el perejil fresco picado

en un bol pequeño. Rocía la cobertura sobre cada porción de pollo.

Nutrición
228 calorías
9g de azúcar
25g Carbohidratos

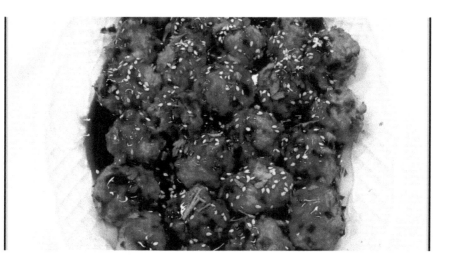

Albóndigas de pollo y harina de maíz

Tiempo de preparación: 8 minutos
Tiempo de cocción: 8 horas
Porciones: 4
Ingredientes
Relleno de pollo y verduras

- 2 zanahorias medianas, cortadas en rodajas finas
- 1 tallo de apio, cortado en rodajas finas
- 1/3 de taza de granos de maíz
- ½ cebolla mediana, cortada en rodajas finas
- 2 dientes de ajo picados
- 1 cucharadita de romero fresco picado
- ¼ de cucharadita de pimienta negra molida
- 2 muslos de pollo sin piel
- 1 taza de caldo de pollo reducido en sodio
- ½ taza de leche sin grasa
- 1 cucharada de harina para todo uso

Albóndigas de harina de maíz

- ¼ de taza de harina
- ¼ de taza de harina de maíz
- ½ cucharadita de levadura en polvo
- 1 clara de huevo
- 1 cucharada de leche sin grasa
- 1 cucharada de aceite de canola

Direcciones

1. Mezcla 1/4 de cucharadita de pimienta, las zanahorias, el ajo, el apio, el romero, el maíz y la cebolla en una olla de cocción lenta de 1 1/2 o 2 cuartos. Coloca el pollo encima. Vierte el caldo sobre la mezcla en la olla.
2. Cerrar y cocinar a fuego lento durante 7 a 8 horas.

3. Si se está cocinando con el ajuste de calor bajo, cambiar al ajuste de calor alto (o si el ajuste de calor no está disponible, continuar la cocción). Colocar el pollo en una tabla de cortar y dejar que se enfríe ligeramente. Una vez que esté lo suficientemente frío como para poder manipularlo, separa el pollo de los huesos y deshazte de ellos. Trocear el pollo y volver a colocarlo en la mezcla de la olla. Mezcla la harina y la leche en un tazón pequeño hasta que esté suave. Incorporar a la mezcla en la olla.

4. Colocar la masa de las albóndigas de harina de maíz en 4 montículos sobre la mezcla de pollo caliente utilizando dos cucharas. Tapa y cocina de 20 a 25 minutos más o hasta que un palillo salga limpio al insertarlo en una bola de masa. (Evita levantar la tapa durante la cocción.) Espolvorea cada una de las porciones con pimienta gruesa si lo deseas.

5. Mezclar 1/2 cucharadita de levadura en polvo, 1/4 de taza de harina, una pizca de sal y 1/4 de taza de harina de maíz en un bol mediano. Mezclar 1 cucharada de aceite de canola, 1 clara de huevo y 1 cucharada de leche sin grasa en un bol pequeño. Verter la mezcla de huevos en la mezcla de harina. Mezclar solo hasta que se humedezca.

Nutrición
369 Calorías
9g de azúcar
47g Carbohidratos

Pollo y Pepperoni

Tiempo de preparación: 4 minutos
Tiempo de cocción: 4 horas
Porciones: 5
Ingredientes

- De 3½ a 4 libras de piezas de pollo carnosas
- 1/8 de cucharadita de sal
- 1/8 de cucharadita de pimienta negra
- 2 onzas de pepperoni de pavo en rodajas
- ¼ de taza de aceitunas maduras sin hueso en rodajas
- ½ taza de caldo de pollo reducido en sodio
- 1 cucharada de pasta de tomate
- 1 cucharadita de condimento italiano seco, triturado
- ½ taza de queso mozzarella semidesnatado rallado (2 onzas)

Direcciones

1. Pon el pollo en una olla de cocción lenta de 3 1/2 a 5 cuartos. Espolvorea pimienta y sal sobre el pollo. Corta las rodajas de pepperoni por la mitad. Pon las aceitunas y el pepperoni en la olla de cocción lenta. En un bol pequeño, mezcla el condimento italiano, la pasta de tomate y el caldo de pollo. Transfiere la mezcla a la olla de cocción lenta.
2. Cocinar con tapa durante 3-3 1/2 horas a fuego alto.
3. Transfiere las aceitunas, el salchichón y el pollo a una fuente de servir con una espumadera. Desecha el líquido de cocción. Espolvorear el queso sobre el pollo. Cubrir con papel de aluminio y dejar reposar durante 5 minutos para que el queso se derrita.

Nutrición
243 Calorías
 1g Carbohidratos
41g Proteínas

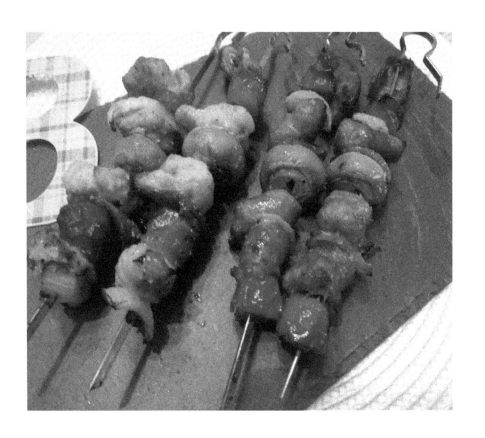

Gumbo de pollo y salchichas

Tiempo de preparación: 6 minutos
Tiempo de cocción: 4 horas
Porciones: 5
Ingredientes

- 1/3 de taza de harina para todo uso
- 1 lata (14 onzas) de caldo de pollo reducido en sodio
- 2 tazas de pechuga de pollo
- 8 onzas de salchichas ahumadas de pavo
- 2 tazas de quimbombó fresco en rodajas
- 1 taza de agua
- 1 taza de cebolla picada
- 1 taza de pimiento dulce
- ½ taza de apio en rodajas
- 4 dientes de ajo picados
- 1 cucharadita de tomillo seco
- ½ cucharadita de pimienta negra molida
- ¼ de cucharadita de pimienta de cayena
- 3 tazas de arroz integral cocido y caliente

Direcciones

1. Para hacer el roux: Cocer la harina a fuego medio en una cacerola pesada de tamaño medio, removiendo periódicamente, durante unos 6 minutos o hasta que la harina se dore. Retirar del fuego y dejar enfriar un poco, y luego añadir lentamente el caldo. Cocinar el roux hasta que burbujee y se espese.

2. Vierte el roux en una olla de cocción lenta de 3 1/2 o 4 cuartos, y luego añade la pimienta de cayena, la pimienta negra, el tomillo, el ajo, el apio, el pimiento dulce, la cebolla, el agua, el quimbombó, la salchicha y el pollo.

3. Cocina la sopa tapada a fuego alto durante 3 - 3 1/2 horas. 4. Quitar la grasa de la parte superior y servir sobre arroz integral cocido y caliente.

Nutrición
230 calorías
3g de azúcar
19g de proteínas

Guiso de pollo, cebada y puerros

Tiempo de preparación: 10 minutos
Tiempo de cocción: 3 horas
Porciones: 2
Ingredientes

- Muslos de pollo de 1 libra
- 1 cucharada de aceite de oliva
- 1 lata (49 onzas) de caldo de pollo reducido en sodio
- 1 taza de cebada normal (no de cocción rápida)
- 2 puerros medianos, cortados por la mitad a lo largo y en rodajas
- 2 zanahorias medianas, cortadas en rodajas finas
- 1½ cucharaditas de albahaca seca o condimento italiano, machacado
- ¼ de cucharadita de pimienta negra molida

Direcciones

1. En la sartén grande, cocina el pollo en aceite caliente hasta que se dore por todos los lados. En la olla de cocción lenta de 4-5 cuartos, batir la pimienta, la albahaca seca, las zanahorias, los puerros, la cebada, el caldo de pollo y el pollo.

2. Mantener tapado y cocinar a fuego alto durante 2 - 2,5 horas o hasta que la cebada se ablande. Si lo deseas, rocía con el perejil o la albahaca fresca antes de servir.

Nutrición
248 Calorías
6g de fibra
27g Carbohidratos

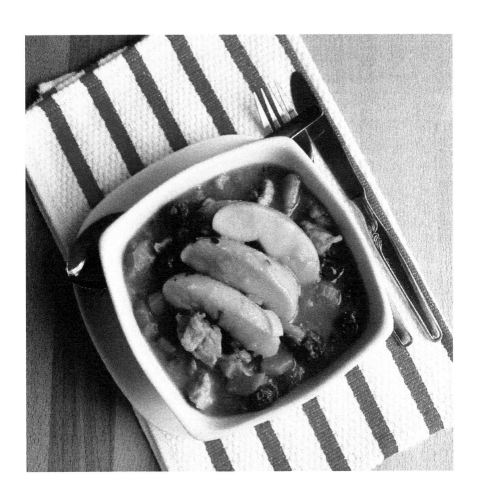

Estofado de cerdo a la sidra

Tiempo de preparación: 9 minutos
Tiempo de cocción: 12 horas
Porciones: 3
Ingredientes

- 2 libras de paleta de cerdo asada
- 3 patatas medianas cortadas en cubos
- 3 zanahorias medianas
- 2 cebollas medianas, cortadas en rodajas
- 1 taza de manzana picada
- ½ taza de apio picado grueso
- 3 cucharadas de tapioca de cocción rápida
- 2 tazas de zumo de manzana
- 1 cucharadita de sal
- 1 cucharadita de semillas de alcaravea
- ¼ cucharadita de pimienta negra

Direcciones

1. Picar la carne en cubos de una pulgada. En la olla de cocción lenta de 3,5 a 5,5 cuartos, mezclar la tapioca, el apio, la manzana, las cebollas, las zanahorias, las patatas y la carne. Batir la pimienta, las semillas de alcaravea, la sal y el zumo de manzana.

2. Mantén la olla tapada y cocina a fuego lento durante 10-12 horas. Si quieres, utiliza las hojas de apio para decorar cada una de las raciones.

Nutrición
244 Calorías
5g de fibra
33g Carbohidratos

Sopa cremosa de fideos con pollo

Tiempo de preparación: 7 minutos
Tiempo de cocción: 8 horas
Porciones: 4
Ingredientes

- 1 recipiente (32 onzas líquidas) de caldo de pollo reducido en sodio
- 3 tazas de agua
- 2½ tazas de pollo cocido picado
- 3 zanahorias medianas, cortadas en rodajas
- 3 tallos de apio
- 1½ tazas de champiñones frescos cortados en rodajas
- ¼ de taza de cebolla picada
- 1½ cucharaditas de tomillo seco triturado
- ¾ de cucharadita de condimento de ajo y pimienta
- 3 onzas de queso crema reducido en grasas (Neufchâtel), troceado
- 2 tazas de fideos de huevo secos

Direcciones

1. Mezclar el condimento de ajo y pimienta, el tomillo, la cebolla, los champiñones, el apio, las zanahorias, el pollo, el agua y el caldo en una olla de cocción lenta de 5 a 6 cuartos.

2. Poner la tapa y dejar cocer de 6 a 8 horas a fuego lento.

3. Aumenta el nivel de calor si estás usando el nivel de calor bajo. Mezclar el queso crema hasta que se haya integrado. Añade los fideos crudos. Poner la tapa y dejar que se cocine durante 20-30 minutos más o hasta que los fideos estén tiernos.

4.

Nutrición
170 Calorías
3g Azúcar
2g de fibra

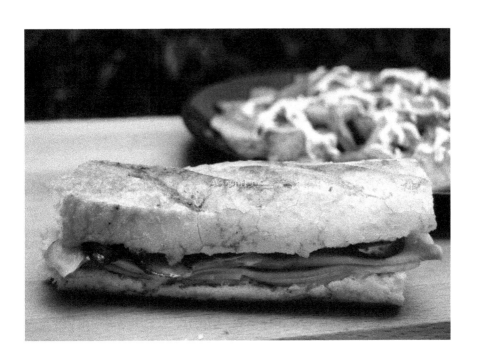

Sándwich de Cerdo Cubano

Tiempo de preparación: 6 minutos
Tiempo de cocción: 5 horas
Porciones: 5
Ingredientes

- 1 cucharadita de orégano seco triturado
- ¾ cucharadita de comino molido
- ½ cucharadita de cilantro molido
- ¼ de cucharadita de sal
- ¼ de cucharadita de pimienta negra
- ¼ de cucharadita de pimienta de Jamaica molida
- 1 asado de paleta de cerdo deshuesada de 2 a 2½ libras
- 1 cucharada de aceite de oliva
- Spray antiadherente para cocinar
- 2 tazas de cebollas cortadas
- 2 pimientos dulces verdes, cortados en tiras del tamaño de un bocado
- ½ a 1 chile jalapeño fresco
- 4 dientes de ajo, picados
- ¼ de taza de zumo de naranja
- ¼ de taza de zumo de lima
- 6 panes de hamburguesa de trigo saludables para el corazón, tostados
- 2 cucharadas de mostaza de jalapeño

Direcciones
1.   Mezcla la pimienta de Jamaica, el orégano, la pimienta negra, el comino, la sal y el cilantro en un tazón pequeño. Presiona cada lado del asado en la mezcla de especias. A fuego medio-alto, calentar el aceite en una sartén grande antiadherente; poner el asado. Cocinar durante 5 minutos hasta que ambos

lados del asado estén ligeramente dorados, dar la vuelta al asado una vez.

2. Usando un spray para cocinar, engrasa una olla de cocción lenta de 3 1/2 o 4qt; coloca el ajo, las cebollas, el jalapeño y los pimientos verdes en una capa. Vierte el zumo de lima y el zumo de naranja. Corta el asado si es necesario para que quepa dentro de la olla; ponlo encima de las verduras cubierto o 4 1/2-5 horas a fuego alto.

3. Trasladar el asado a una tabla de cortar con una espumadera. Escurre el líquido de cocción y conserve el jalapeño, los pimientos verdes y las cebollas. Desmenuza el asado con 2 tenedores y vuelve a colocarlo en la olla. Retira la grasa del líquido. Mezcla media taza del líquido de cocción y las verduras reservadas en la olla. Vierte más líquido de cocción si lo desea. Desecha el líquido de cocción restante.

4. Unta los panecillos con mostaza. Repartir la carne entre las mitades del panecillo inferior. Añade aguacate por encima si lo desea. Colocar las tapas de los panecillos en los sándwiches.

Nutrición
379 Calorías
32g Carbohidratos
4g de fibra

Chuleta de cerdo a la diana

Tiempo de preparación: 10 minutos
Tiempo de cocción: 20 minutos
Porciones: 4
Ingredientes:

- ¼ de taza de caldo de pollo bajo en sodio
- 1 cucharada de jugo de limón recién exprimido
- 2 cucharaditas de salsa Worcestershire
- 2 cucharaditas de mostaza de Dijon
- 4 (5 onzas) chuletas de lomo deshuesadas
- 1 cucharadita de aceite de oliva virgen extra
- 1 cucharadita de ralladura de limón
- 1 cucharadita de mantequilla
- 2 cucharaditas de cebollino fresco picado

Direcciones:

1. Mezclar el caldo de pollo, el zumo de limón, la salsa Worcestershire y la mostaza de Dijon y reservar.
2. Sazona las chuletas de cerdo ligeramente.
3. Situar una sartén grande a fuego medio-alto y añadir el aceite de oliva.
4. Cocinar las chuletas de cerdo, dándoles la vuelta una vez, hasta que dejan de estar rosadas, unos 8 minutos por lado.
5. Reservar las chuletas.
6. Verter la mezcla de caldo en la sartén y cocinar hasta que se caliente y espese, unos 2 minutos.
7. Mezclar la ralladura de limón, la mantequilla y el cebollino.
8. Adornar con una generosa cucharada de salsa.

Nutrición:
200 Calorías
8g de grasa
1g Carbohidratos

Chuletas de cerdo de otoño con lombarda y manzanas

Tiempo de preparación: 15 minutos
Tiempo de cocción: 30 minutos
Porciones: 4
Ingredientes:

- ¼ de taza de vinagre de sidra de manzana
- 2 cucharadas de edulcorante granulado
- 4 (4 onzas) chuletas de cerdo, de aproximadamente 1 pulgada de grosor
- 1 cucharada de aceite de oliva virgen extra
- ½ col roja, finamente rallada
- 1 cebolla dulce, cortada en rodajas finas
- 1 manzana, pelada, descorazonada y cortada en rodajas
- 1 cucharadita de tomillo fresco picado

Direcciones:

1. Mezcla el vinagre y el edulcorante. Déjelo a un lado.
2. Sazonar la carne de cerdo con sal y pimienta.
3. Poner una sartén enorme a fuego medio-alto y añadir el aceite de oliva.
4. Cocinar las chuletas de cerdo hasta que dejan de estar rosadas, dándoles la vuelta una vez, unos 8 minutos por lado.
5. Poner las chuletas a un lado.
6. Añadir la col y la cebolla a la sartén y saltear hasta que las verduras se hayan ablandado, unos 5 minutos.
7. Añadir la mezcla de vinagre y las rodajas de manzana a la sartén y llevar la mezcla a ebullición.
8. Ajustar el fuego a bajo y cocinar a fuego lento, tapado, durante 5 minutos más.

9. Volver a poner las chuletas de cerdo en la sartén, junto con los jugos acumulados y el tomillo, tapar y cocinar durante 5 minutos más.

Nutrición:
223 Calorías
12g Carbohidratos
3g Fibra

Chuletas de cerdo con chile chipotle

Tiempo de preparación: 4 horas
Tiempo de cocción: 20 minutos
Porciones: 4
Ingredientes:

- Zumo y cáscara de 1 lima
- 1 cucharada de aceite de oliva extra virgen
- 1 cucharada de chile chipotle en polvo
- 2 cucharaditas de ajo picado
- 1 cucharadita de canela molida
- Una pizca de sal marina
- 4 chuletas de cerdo (5 onzas)

Direcciones:

1. Combina el jugo y la ralladura de limón, el aceite, el chile chipotle en polvo, el ajo, la canela y la sal en una bolsa de plástico resellable. Añade las chuletas de cerdo. Elimine todo el aire posible y cierre la bolsa.
2. Marinar las chuletas en la nevera durante al menos 4 horas, y hasta 24 horas, dándoles la vuelta varias veces.
3. Prepara el horno a 400°F y coloca una rejilla en una bandeja para hornear. Deja que las chuletas reposen a temperatura ambiente durante 15 minutos, luego colócalas en la rejilla y desecha la marinada restante.
4. Asar las chuletas hasta que estén bien cocidas, dándoles la vuelta una vez, unos 10 minutos por cada lado.
5. Servir con trozos de lima.

Nutrición
204 Calorías
1g Carbohidratos
1g de azúcar

Lomo de cerdo marinado a la naranja

Tiempo de preparación: 2 horas
Tiempo de cocción: 30 minutos
Porciones: 4
Ingredientes:

- ¼ de taza de zumo de naranja recién exprimido
- 2 cucharaditas de ralladura de naranja
- 2 cucharaditas de ajo picado
- 1 cucharadita de salsa de soja baja en sodio
- 1 cucharadita de jengibre fresco rallado
- 1 cucharadita de miel
- 1½ libras de lomo de cerdo asado
- 1 cucharada de aceite de oliva virgen extra

Direcciones:

1. Mezcla el zumo de naranja, la ralladura, el ajo, la salsa de soja, el jengibre y la miel.
2. Vierte la marinada en una bolsa de plástico resellable y añade el solomillo de cerdo.
3. Eliminar todo el aire posible y cerrar la bolsa. Deja marinar la carne de cerdo en el frigorífico, dándole la vuelta a la bolsa unas cuantas veces, durante 2 horas.
4. Precalentar el horno a 400°F.
5. Sacar el lomo de la marinada y desechar la marinada.
6. Colocar una sartén grande apta para el horno a fuego medio-alto y añadir el aceite.
7. Dorar el solomillo de cerdo por todos los lados, unos 5 minutos en total.
8. Colocar la sartén en el horno y asar durante 25 minutos.
9. Reservar durante 10 minutos antes de servir.

Nutrición:
228 Calorías
4g Carbohidratos
3g de azúcar

Albóndigas de hierbas casaras

Tiempo de preparación: 10 minutos
Tiempo de cocción: 15 minutos
Porciones: 4
Ingredientes:
- ½ libra de carne magra de cerdo molida
- ½ libra de carne molida magra
- 1 cebolla dulce, finamente picada
- ¼ de taza de pan rallado
- 2 cucharadas de albahaca fresca picada
- 2 cucharaditas de ajo picado
- 1 huevo

Direcciones:
1. Precalienta el horno a 350°F.
2. Prepara la bandeja de horno con papel pergamino y apártala.
3. En un tazón grande, mezcla la carne de cerdo, la carne de res, la cebolla, el pan rallado, la albahaca, el ajo, el huevo, la sal y la pimienta hasta que estén muy bien mezclados.
4. Enrolla la mezcla de carne en forma de albóndigas de 2 pulgadas.
5. Pasar las albóndigas a la bandeja del horno y hornear hasta que estén doradas y cocidas, unos 15 minutos.
6. Servir las albóndigas con su salsa marinara favorita y unas judías verdes al vapor.

Nutrición:
332 Calorías
13g Carbohidratos
3g Azúcar

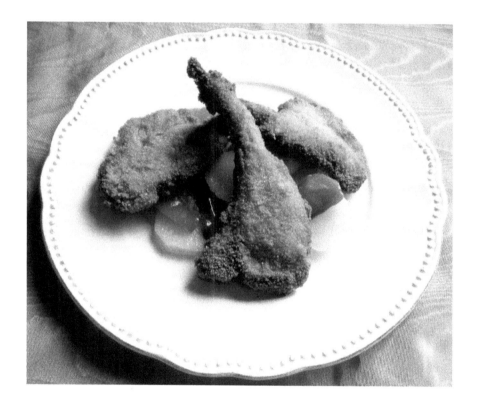

Chuletas de cordero con lima y perejil

Tiempo de preparación: 4 horas
Tiempo de cocción: 10 minutos
Porciones: 4
Ingredientes:

- ¼ de taza de aceite de oliva extra virgen
- ¼ de taza de zumo de lima recién exprimido
- 2 cucharadas de ralladura de lima
- 2 cucharadas de perejil fresco picado
- 12 chuletas de cordero (aproximadamente 1½ libras en total)

Direcciones:

1. Revuelve el aceite, el zumo de lima, la ralladura, el perejil, la sal y la pimienta.
2. Vierte la marinada en una bolsa de plástico resellable.
3. Añadir las chuletas a la bolsa y eliminar todo el aire posible antes de cerrarla.
4. Dejar marinar el cordero en el frigorífico durante unas 4 horas, dando la vuelta a la bolsa varias veces.
5. Precalentar el horno a la parrilla.
6. Sacar las chuletas de la bolsa y colocarlas en una bandeja de horno forrada con papel de aluminio. Desecha la marinada.
7. Asar las chuletas durante 4 minutos por cada lado para que estén a punto.
8. Deja reposar las chuletas durante 5 minutos antes de servirlas.

Nutrición:
413 Calorías
1g Carbohidratos
31g Proteínas

Sándwiches de filete mediterráneo

Tiempo de preparación: 1 hora
Tiempo de cocción: 10 minutos
Porciones: 4
Ingredientes

- 2 cucharadas de aceite de oliva virgen extra
- 2 cucharadas de vinagre balsámico
- 2 cucharaditas de ajo
- 2 cucharaditas de zumo de limón
- 2 cucharaditas de orégano fresco
- 1 cucharadita de perejil fresco
- 1 libra de bistec de falda
- 4 pitas de trigo integral
- 2 tazas de lechuga rallada
- 1 cebolla roja, cortada en rodajas finas
- 1 tomate picado
- 1 onza de queso feta bajo en sodio

Direcciones:

1. Revuelve el aceite de oliva, el vinagre balsámico, el ajo, el zumo de limón, el orégano y el perejil.
2. Añadir el filete al bol, dándole la vuelta para cubrirlo completamente.
3. Dejar marinar el filete durante 1 hora en la nevera, dándole la vuelta varias veces.
4. Precalentar la parrilla. Forrar una bandeja de horno con papel de aluminio.
5. Sacar el filete del recipiente y desechar la marinada.
6. Colocar el filete en la bandeja de horno y asar durante 5 minutos por cada lado para que esté a punto.
7. Dejar reposar durante 10 minutos antes de cortarlo en rodajas.

8. Rellenar las pitas con el filete cortado, la lechuga, la cebolla, el tomate y el queso feta.

Nutrición:
344 Calorías
22g Carbohidratos
3g de fibra

Ternera asada con salsa de pimienta

Tiempo de preparación: 10 minutos
Tiempo de cocción: 90 minutos
Porciones: 4
Ingredientes:

- 1½ libras de asado de cuadril superior
- 3 cucharaditas de aceite de oliva virgen extra
- 3 chalotas picadas
- 2 cucharaditas de ajo picado
- 1 cucharada de granos de pimienta verde
- 2 cucharadas de jerez seco
- 2 cucharadas de harina para todo uso
- 1 taza de caldo de carne sin sodio

Direcciones:

1. Caliente el horno a 300°F.
2. Sazona el asado con sal y pimienta.
3. Colocar una sartén grande a fuego medio-alto y añadir 2 cucharaditas de aceite de oliva.
4. Dorar la carne por todos los lados, unos 10 minutos en total, y pasar el asado a una fuente de horno.
5. Asar hasta que esté al punto deseado, aproximadamente 1½ horas para un punto medio. Cuando el asado lleve 1 hora en el horno, preparar la salsa.
6. En una cacerola mediana a fuego medio-alto, saltear las chalotas en la cucharadita restante de aceite de oliva hasta que estén translúcidas, unos 4 minutos.
7. Incorporar el ajo y los granos de pimienta, y cocinar durante un minuto más. Batir el jerez para desglasar la sartén.
8. Batir la harina hasta formar una pasta espesa, cocinando durante 1 minuto y removiendo constantemente.

9. Incorporar el caldo de carne y batir durante 4 minutos. Sazonar la salsa.
10. Servir la carne con una generosa cucharada de salsa.

Nutrición:
330 Calorías
4g Carbohidratos
36g Proteínas

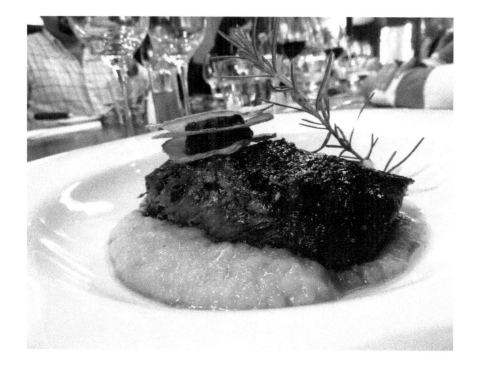

Bistec marinado con café y hierbas

Tiempo de preparación: 2 horas
Tiempo de cocción: 10 minutos
Porciones: 3
Ingredientes:

- ¼ de taza de granos de café enteros
- 2 cucharaditas de ajo
- 2 cucharaditas de romero
- 2 cucharaditas de tomillo
- 1 cucharadita de pimienta negra
- 2 cucharadas de vinagre de sidra de manzana
- 2 cucharadas de aceite de oliva virgen extra
- Bistec de falda de 1 libra, sin grasa visible

Direcciones:

1. Coloca los granos de café, el ajo, el romero, el tomillo y la pimienta negra en un molinillo de café o en un procesador de alimentos y pulsa hasta que esté bien molido.
2. Transfiere la mezcla de café a una bolsa de plástico con cierre y añade el vinagre y el aceite. Agitar para combinar.
3. Añade el filete de falda y exprime el exceso de aire de la bolsa. Séllala. Deja marinar el filete en la nevera durante al menos 2 horas, dándole la vuelta a la bolsa de vez en cuando.
4. Precalentar la parrilla. Forrar una bandeja de horno con papel de aluminio.
5. Sacar el filete y desechar la marinada.
6. Coloca el filete en la bandeja de horno y asa hasta que esté hecho a gusto.
7. Reservar durante 10 minutos antes de cortarlo.
8. Servir con su guarnición favorita.

Nutrición:
313 Calorías
20g de grasa
31g de proteínas

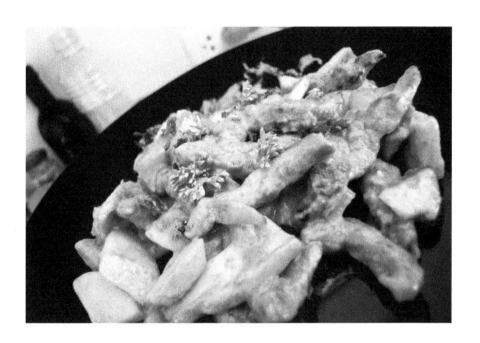

Strogonoff de ternera tradicional

Tiempo de preparación: 10 minutos
Tiempo de cocción: 30 minutos
Porciones: 4
Ingredientes:

- 1 cucharadita de aceite de oliva extra virgen
- 1 libra de solomillo, cortado en tiras finas
- 1 taza de champiñones en rodajas
- ½ cebolla dulce, finamente picada
- 1 cucharadita de ajo picado
- 1 cucharada de harina de trigo integral
- ½ taza de caldo de carne bajo en sodio
- ¼ de taza de jerez seco
- ½ taza de crema agria sin grasa
- 1 cucharada de perejil fresco picado

Direcciones:

1. Coloca la sartén a fuego medio-alto y añade el aceite.
2. Saltear la carne hasta que se dore, unos 10 minutos, luego retirar la carne con una espumadera a un plato y reservarla.
3. Añadir los champiñones, la cebolla y el ajo a la sartén y saltear hasta que se doren ligeramente, unos 5 minutos.
4. Bate la harina y luego bate el caldo de carne y el jerez.
5. Volver a poner el solomillo en la sartén y llevar la mezcla a ebullición.
6. Reducir el fuego a bajo y cocer a fuego lento hasta que la carne esté tierna, unos 10 minutos.
7. Incorporar la crema agria y el perejil. Sazonar con sal y pimienta.

Nutrición:
257 Calorías
6g Carbohidratos
1g Fibra

Envolturas de pollo y verduras asadas

Tiempo de preparación: 10 minutos
Tiempo de cocción: 20 minutos
Porciones: 4
Ingredientes:

- ½ berenjena pequeña
- 1 pimiento rojo
- 1 calabacín mediano
- ½ cebolla roja pequeña, cortada en rodajas
- 1 cucharada de aceite de oliva virgen extra
- 2 (8 onzas) pechugas de pollo cocidas, en rodajas
- 4 envoltorios de tortilla de trigo integral

Direcciones:

1. Precalienta el horno a 400°F.
2. Envuelve la bandeja del horno con papel de aluminio y resérvala.
3. En un tazón grande, mezcla la berenjena, el pimiento, el calabacín y la cebolla roja con el aceite de oliva.
4. Transfiere las verduras a la bandeja de hornear y sazona ligeramente con sal y pimienta.
5. Asar las verduras hasta que estén blandas y ligeramente carbonizadas, unos 20 minutos.
6. Dividir las verduras y el pollo en cuatro porciones.
7. Envolver con 1 tortilla cada Porciones de pollo y verduras asadas, y servir.

Nutrición:
483 Calorías
45g Carbohidratos
3g de fibra

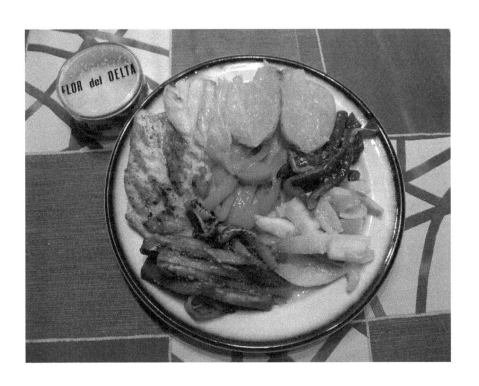

Pollo picante Cacciatore

Tiempo de preparación: 20 minutos
Tiempo de cocción: 1 hora
Porciones: 6
Ingredientes:

- 1 pollo (2 libras)
- ¼ de taza de harina para todo uso
- 2 cucharadas de aceite de oliva extra virgen
- 3 rebanadas de tocino
- 1 cebolla dulce
- 2 cucharaditas de ajo picado
- 4 onzas de champiñones, cortados por la mitad
- 1 lata (28 onzas) de tomates guisados bajos en sodio
- ½ taza de vino tinto
- 2 cucharaditas de orégano fresco picado

Direcciones:

1. Cortar el pollo en trozos: 2 muslos, 2 alas y 4 trozos de pechuga.
2. Pasar los trozos de pollo por la harina y salpimentar cada trozo.
3. Poner una sartén grande a fuego medio-alto y añadir el aceite de oliva.
4. Dorar los trozos de pollo por todos los lados, unos 20 minutos en total. Pasar el pollo a un plato.
5. Cocinar el tocino picado a la sartén durante 5 minutos. Con una espumadera, transfiere el tocino cocido al mismo plato que el pollo.
6. Vierte la mayor parte del aceite de la sartén, dejando solo una ligera capa. Saltear la cebolla, el ajo y los champiñones en la sartén hasta que estén tiernos, unos 4 minutos.

7. Incorporar los tomates, el vino, el orégano y las escamas de pimiento rojo.
8. Llevar la salsa a ebullición. Vuelve a poner en la sartén el pollo y el tocino, más los jugos acumulados en el plato.
9. Reducir el fuego a bajo y cocinar a fuego lento hasta que el pollo esté tierno, unos 30 minutos.

Nutrición:
230 Calorías
14g Carbohidratos
2g Fibra

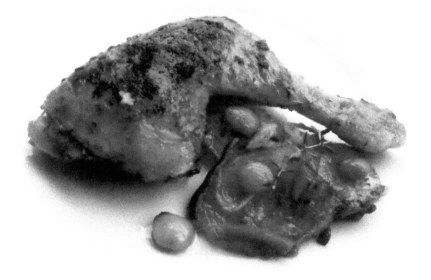

Muslos de pollo con jengibre y cítricos

Tiempo de preparación: 15 minutos
Tiempo de cocción: 30 minutos
Porciones: 4
Ingredientes:

- 4 muslos de pollo con hueso y sin piel
- 1 cucharada de jengibre fresco rallado
- 1 cucharada de aceite de oliva virgen extra
- Zumo y ralladura de ½ limón
- Jugo y cáscara de ½ naranja
- 2 cucharadas de miel
- 1 cucharada de salsa de soja reducida en sodio
- 1 cucharada de cilantro fresco picado

Direcciones:

1. Frota los muslos de pollo con el jengibre y sazona ligeramente con sal.
2. Poner una sartén grande a fuego medio-alto y añadir el aceite.
3. Dorar los muslos de pollo, dándoles la vuelta una vez, durante unos 10 minutos.
4. Mientras se dora el pollo, mezclar en un bol pequeño el zumo y la ralladura de limón, el zumo y la ralladura de naranja, la miel, la salsa de soja y las escamas de pimienta roja.
5. Añadir la mezcla de cítricos a la sartén, tapar y reducir el fuego a bajo.
6. Cocinar el pollo durante 20 minutos, añadiendo un par de cucharadas de agua si la sartén está demasiado seca.
7. Servir adornado con el cilantro.

Nutrición:
114 Calorías
9g Carbohidratos
9g de proteínas

Pollo con salsa de tomillo cremosa

Tiempo de preparación: 15 minutos
Tiempo de cocción: 30 minutos
Porciones: 4
Ingredientes:

- 4 pechugas de pollo (4 onzas)
- 1 cucharada de aceite de oliva extra virgen
- ½ cebolla dulce, picada
- 1 taza de caldo de pollo bajo en sodio
- 2 cucharaditas de tomillo fresco picado
- ¼ de taza de crema de leche (para batir)
- 1 cucharada de mantequilla
- 1 cebolleta

Direcciones:

1. Precalienta el horno a 375°F.
2. Sazona ligeramente las pechugas de pollo.
3. Colocar una sartén grande apta para el horno a fuego medio-alto y añadir el aceite de oliva.
4. Dorar el pollo, dándole la vuelta una vez, unos 10 minutos en total. Pasar el pollo a un plato.
5. En la misma sartén, saltear la cebolla hasta que se ablande y quede translúcida, unos 3 minutos.
6. Añadir el caldo de pollo y el tomillo, y cocinar a fuego lento hasta que el líquido se haya reducido a la mitad, unos 6 minutos.
7. Incorporar la nata y la mantequilla, y devolver el pollo y los jugos acumulados en la plancha a la sartén.
8. Transfiere la sartén al horno. Hornea hasta que esté bien cocido, unos 10 minutos.
9. Servir cubierto con la cebolleta picada.

Nutrición:
287 Calorías
4g Carbohidratos
1g Fibra

Cena de pollo asado en una olla

Tiempo de preparación: 10 minutos
Tiempo de cocción: 40 minutos
Porciones: 6
Ingredientes:
- ½ cabeza de col
- 1 cebolla dulce
- 1 patata dulce
- 4 dientes de ajo
- 2 cucharadas de aceite de oliva virgen extra
- 2 cucharaditas de tomillo fresco picado
- 2½ libras de muslos y contramuslos de pollo con hueso

Instrucciones:
1. Precalienta el horno a 450°F.
2. Engrasar ligeramente una sartén grande para asar y colocar la col, la cebolla, la batata y el ajo en el fondo. Rociar con 1 cucharada de aceite, espolvorear con el tomillo y sazonar las verduras ligeramente con sal y pimienta.
3. Salpimentar el pollo.
4. Poner una sartén grande a fuego medio-alto y dorar el pollo por ambos lados en la 1 cucharada de aceite restante, unos 10 minutos en total.
5. Colocar el pollo dorado encima de las verduras en la bandeja de asar. Asar durante 30 minutos.

Nutrición:
540 Calorías
14g Carbohidratos
4g de fibra

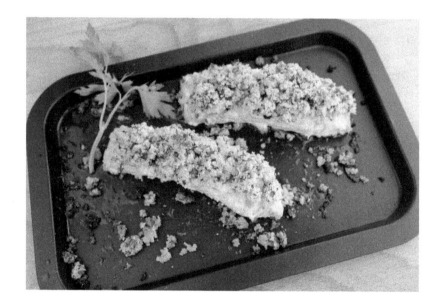

Salmón en costra de almendras

Tiempo de preparación: 10 minutos
Tiempo de cocción: 15 minutos
Raciones: 4
Ingredientes:
- ¼ de taza de harina de almendras
- ¼ de taza de pan rallado integral
- ¼ de cucharadita de cilantro molido
- 1/8 de cucharadita de comino molido
- 4 (6 onzas) filetes de salmón sin espinas
- 1 cucharada de zumo de limón fresco
- Sal y pimienta

Direcciones:
1. Prepara el horno a 500°F y forra una fuente de horno pequeña con papel de aluminio.
2. Combina la harina de almendra, el pan rallado, el cilantro y el comino en un bol pequeño.
3. Enjuaga el pescado en agua fría y luego séquelo con palmaditas y cepille con jugo de limón.
4. Salpimentar el pescado y pasarlo por la mezcla de almendras por ambos lados.
5. Colocar el pescado en la fuente de horno y hornear durante 15 minutos.

Nutrición
232 Calorías
5,8g Carbohidratos
1,7g Azúcar:

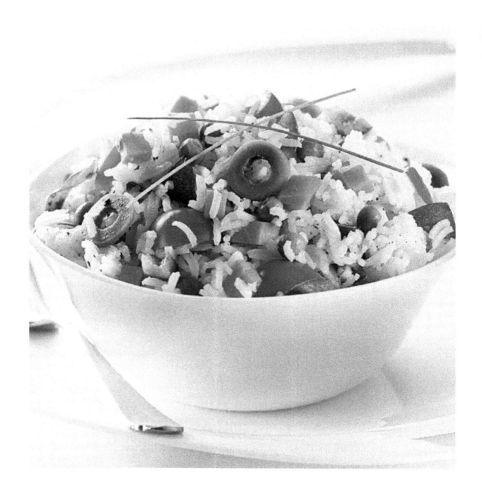

Tazón de pollo y verduras con arroz integral

Tiempo de preparación: 10 minutos
Tiempo de cocción: 20 minutos
Raciones: 4
Ingredientes:

- 1 taza de arroz integral instantáneo
- ¼ de taza de tahini
- ¼ de taza de zumo de limón fresco
- 2 dientes de ajo picado
- ¼ de cucharadita de comino molido
- Una pizca de sal
- 1 cucharada de aceite de oliva
- 4 mitades de pechuga de pollo (4 onzas)
- ½ cebolla amarilla mediana, cortada en rodajas
- 1 taza de judías verdes, recortadas
- 1 taza de brócoli picado
- 4 tazas de col rizada picada

Direcciones:

1. Poner a hervir 1 taza de agua en una cacerola pequeña.
2. Añade el arroz integral y cuece a fuego lento durante 5 minutos, luego tápelo y resérvelo.
3. Mientras tanto, bate el tahini con ¼ de taza de agua en un bol pequeño.
4. Incorporar el zumo de limón, el ajo y el comino con una pizca de sal y remover bien.
5. Calentar el aceite en una sartén grande de hierro fundido a fuego medio.
6. Salpimentar el pollo y añadirlo a la sartén.

7. Cocinar de 3 a 5 minutos por cada lado hasta que esté bien cocido y luego retirar a una tabla de cortar y cubrir sin apretar con papel de aluminio.

8. Vuelve a calentar la sartén y cocina la cebolla durante 2 minutos y añade el brócoli y las judías.

9. Saltea durante 2 minutos y luego añade la col rizada y saltea 2 minutos más.

10. Añade 2 cucharadas de agua, tápalo y cuécelo al vapor durante 2 minutos mientras cortas el pollo.

11. Arma los cuencos con el arroz integral, el pollo cortado en rodajas y las verduras salteadas.

12. Servir caliente rociado con el aderezo de tahini de limón.

Nutrición:

435 Calorías

24g Carbohidratos

4,8g Fibra

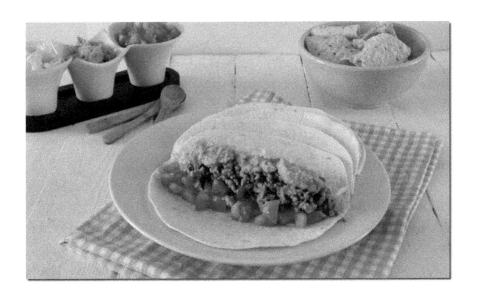

Fajitas de ternera

Tiempo de preparación: 10 minutos
Tiempo de cocción: 15 minutos
Raciones: 4
Ingredientes:

- 1 libra de solomillo de ternera magro, cortado en rodajas finas
- 1 cucharada de aceite de oliva
- 1 cebolla roja mediana, cortada en rodajas
- 1 pimiento rojo, cortado en rodajas finas
- 1 pimiento verde, cortado en rodajas finas
- ½ cucharadita de comino molido
- ½ cucharadita de chile en polvo
- 8 tortillas integrales (6 pulgadas)
- Crema agria sin grasa

Direcciones:

1. Precalienta una sartén grande de hierro fundido a fuego medio y añade el aceite.
2. Añade la carne en rodajas y cocínala en una sola capa durante 1 minuto por cada lado.
3. Retirar la carne a una fuente y taparla para mantenerla caliente.
4. Vuelve a calentar la sartén y añade las cebollas y los pimientos - sazona con comino y chile en polvo.
5. Saltea las verduras a tu gusto y añádelas al bol con la carne.
6. Servir caliente en pequeñas tortillas integrales con aguacate en rodajas y crema agria sin grasa.

Nutrición:
430 Calorías
30.5g Carbohidratos
17g Fibra

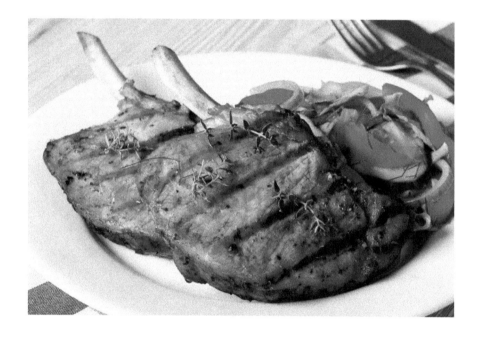

Chuletas de cerdo italianas

Tiempo de preparación: 5 minutos
Tiempo de cocción: 45 minutos
Porciones: 4
Ingredientes:
- 4 chuletas de cerdo deshuesadas
- 3 dientes de ajo, picados
- 1 cucharadita de romero seco, machacado
- ¼ cucharadita de pimienta
- ¼ cucharadita de sal marina

Direcciones:
1. Preparar el horno a 425 F/ 218 C.
2. Forrar la bandeja de horno con spray de cocina y sazonar las chuletas de cerdo con pimienta y sal.
3. Combinar el ajo y el romero y frotar todo sobre las chuletas de cerdo.
4. Colocar las chuletas de cerdo en la bandeja de horno preparada.
5. Asar las chuletas de cerdo en el horno precalentado durante 10 minutos.
6. Ajustar la temperatura a 180 C y asar durante 25 minutos.
7. Servir y disfrutar

Nutrición
261 Calorías
1g Carbohidratos
18g de proteínas

Pollo con champiñones Strogonoff

Tiempo de preparación: 5 minutos
Tiempo de cocción: 25 minutos
Raciones: 6
Ingredientes:

- 1 taza de crema agria sin grasa
- 2 cucharadas de harina
- 1 cucharada de salsa Worcestershire
- ½ cucharadita de tomillo seco
- 1 cubito de caldo de pollo, triturado
- Sal y pimienta
- ½ taza de agua
- 1 cebolla amarilla mediana
- 8 onzas de champiñones en rodajas
- 1 cucharada de aceite de oliva
- 2 dientes de ajo picado
- 12 onzas de pechuga de pollo
- 6 onzas de fideos integrales, cocidos

Direcciones:

1. Bate 2/3 de taza de la crema agria con la harina, la salsa Worcestershire, el tomillo y el caldo triturado en un bol mediano.

2. Sazonar con sal y pimienta y, a continuación, añade lentamente el agua hasta que esté bien combinada.

3. Cocinar el aceite en una sartén grande a fuego medio-alto.

4. Saltear las cebollas y los champiñones durante 3 minutos.

5. Cocinar el ajo durante 2 minutos más y añadir el pollo.

6. Vierte la mezcla de crema agria y cocina hasta que espese y burbujee.
7. Reduzca el fuego y Cocina a fuego lento durante 2 minutos.
8. Colocar la mezcla de pollo y champiñones sobre los fideos cocidos y decorar con la crema agria restante para servir.

Nutrición:
295 Calorías
29,6g Carbohidratos
2,9g Fibra

Brochetas de atún a la parrilla

Tiempo de preparación: 20 minutos
Tiempo de cocción: 10 minutos
Raciones: 4
Ingredientes:

- 2 ½ cucharadas de vinagre de arroz
- 2 cucharadas de jengibre fresco rallado
- 2 cucharadas de aceite de sésamo
- 2 cucharadas de salsa de soja
- 2 cucharadas de cilantro fresco picado
- 1 cucharada de chile verde picado
- 1 ½ libras de atún fresco
- 1 pimiento rojo grande
- 1 cebolla roja grande

Instrucciones:

1. Bate el vinagre de arroz, el jengibre, el aceite de sésamo, la salsa de soja, el cilantro y el chile en un tazón mediano - añade unas gotas de extracto de stevia líquida para endulzar.
2. Añade el atún y déjalo enfriar durante 20 minutos, tapado.
3. Mientras tanto, engrasa una sartén para parrilla con aceite en aerosol y remoja los pinchos de madera en agua.
4. Desliza los cubos de atún en las brochetas con el pimiento rojo y la cebolla.
5. Asar durante 4 minutos por cada lado y servir caliente.

Nutrición:
240 Calorías
8,5g Carbohidratos
1,7g Fibra

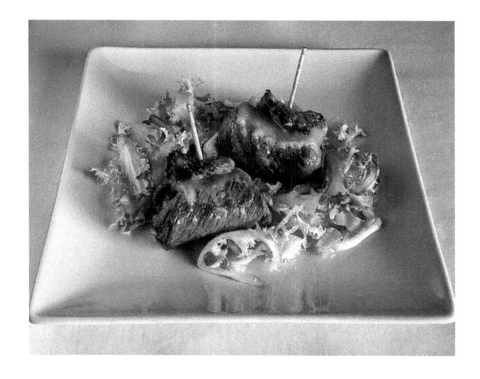

Lomo de cerdo en hierro fundido

Tiempo de preparación: 10 minutos
Tiempo de cocción: 20 minutos
Porciones: 6
Ingredientes:

- 1 (1 ½ libras) de lomo de cerdo deshuesado
- Sal y pimienta
- 2 cucharadas de aceite de oliva
- 2 cucharadas de mezcla de hierbas secas

Direcciones:
1. Caliente el horno a 425°F.
2. Cortar el exceso de grasa del cerdo y sazonar.
3. Calentar el aceite en una sartén grande de hierro fundido a fuego medio.
4. Añadir la carne de cerdo y cocinarla durante 2 minutos por cada lado.
5. Espolvorear las hierbas sobre la carne de cerdo y trasladar al horno.
6. Asar de 10 a 15 minutos.
7. Apartar durante 10 minutos antes de cortar para servir.

Nutrición:
205 Calorías
1g Carbohidratos
29g Proteínas

Tofu crujiente al horno

Tiempo de preparación: 5 minutos
Tiempo de cocción: 25 minutos
Raciones: 4
Ingredientes:

- 1 bloque (14 onzas) de tofu extrafuerte
- 1 cucharada de aceite de oliva
- 1 cucharada de maicena
- ½ cucharadita de ajo en polvo
- Sal y pimienta

Direcciones:

1. Extiende las toallas de papel en una superficie plana.
2. Corta el tofu en rodajas de hasta ½ pulgada de grosor y extiéndelas.
3. Cubre el tofu con otra toalla de papel y coloca una tabla de cortar encima.
4. Deja que el tofu se escurra durante 10 o 15 minutos.
5. Precalentar el horno a 400°F y forrar una bandeja de horno con papel de aluminio o pergamino.
6. Corta el tofu en cubos y colócalo en un bol grande.
7. Mezclar con el aceite de oliva, la maicena y el ajo en polvo, sal y pimienta.
8. Extender en la bandeja del horno y hornear durante 10 minutos.
9. Dar la vuelta al tofu y hornear durante otros 10 o 15 minutos. Servir caliente.

Nutrición:
140 Calorías
2,1g Carbohidratos
0,1g Fibra

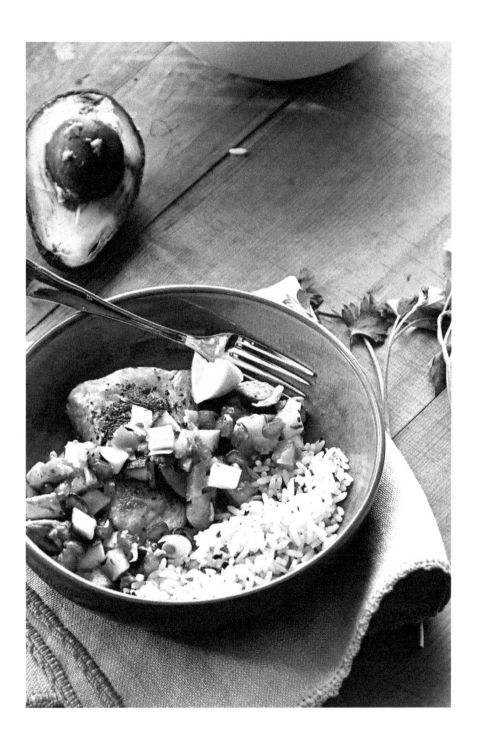

Tilapia con arroz de coco

Tiempo de preparación: 10 minutos
Tiempo de cocción: 15 minutos
Raciones: 4
Ingredientes:

- 4 filetes de tilapia deshuesados (6 onzas)
- 1 cucharada de cúrcuma molida
- 1 cucharada de aceite de oliva
- 2 paquetes (8,8 onzas) de arroz integral precocido
- 1 taza de leche de coco ligera
- ½ taza de cilantro fresco picado
- 1 ½ cucharadas de zumo de lima fresco

Direcciones:

1. Sazona el pescado con cúrcuma, sal y pimienta.
2. Cocina el aceite en una sartén grande a fuego medio y añade el pescado.
3. Cocinar de 2 a 3 minutos por lado hasta que se dore.
4. Retira el pescado a un plato y tápalo para mantenerlo caliente.
5. Vuelve a calentar la sartén y añade el arroz, la leche de coco y una pizca de sal.
6. Cocinar a fuego lento hasta que se espese, unos 3 o 4 minutos.
7. Incorporar el cilantro y el zumo de lima.
8. Coloca el arroz en los platos y sírvalo con el pescado cocido.

Nutrición:
460 Calorías
27,1g Carbohidratos
3,7g de fibra

Tacos de pavo picante

Tiempo de preparación: 5 minutos
Tiempo de cocción: 25 minutos
Porciones: 8
Ingredientes:

- 1 cucharada de aceite de oliva
- 1 cebolla amarilla mediana, cortada en dados
- 2 dientes de ajo picado
- 1 libra de pavo molido 93% magro
- 1 taza de salsa de tomate, sin azúcar añadido
- 1 jalapeño, sin semillas y picado
- 8 tortillas multicereales bajas en carbohidratos

Direcciones:

1. Calienta el aceite en una sartén grande a fuego medio.
2. Añade la cebolla y saltea durante 4 minutos, luego añade el ajo y cocina 1 minuto más.
3. Incorporar el pavo molido y cocinar durante 5 minutos hasta que se dore, desmenuzándolo con una cuchara de madera.
4. Espolvorear el condimento para tacos y la cayena y remover bien.
5. Cocinar durante 30 segundos y mezclar con la salsa de tomate y el jalapeño.
6. Cocina a fuego lento durante 10 minutos mientras calientas las tortillas en el microondas.
7. Sirve la carne en las tortillas con tus ingredientes favoritos para tacos.

Nutrición:
195 Calorías
15.4g Carbohidratos
8g Fibra

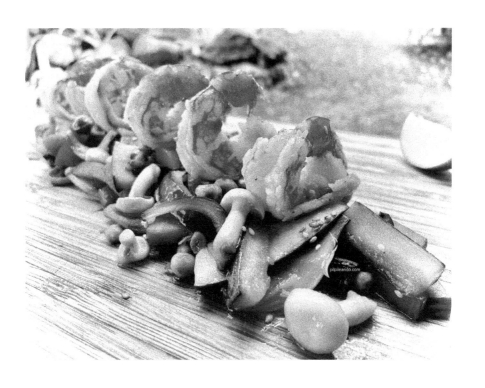

Salteado de gambas rápido y fácil

Tiempo de preparación: 15 minutos
Tiempo de cocción: 15 minutos
Raciones: 5
Ingredientes:

- 1 cucharada de aceite de oliva
- 1 libra de camarones crudos
- 1 cucharada de aceite de sésamo
- 8 onzas de guisantes blancos
- 4 onzas de brócoli picado
- 1 pimiento rojo mediano, cortado en rodajas
- 3 dientes de ajo picado
- 1 cucharada de jengibre fresco rallado
- ½ taza de salsa de soja
- 1 cucharada de almidón de maíz
- 2 cucharadas de zumo de lima fresco
- ¼ de cucharadita de extracto de stevia líquida

Direcciones:

1. Cocinar el aceite de oliva en una sartén grande a fuego medio.
2. Añade las gambas y sazona y saltea durante 5 minutos.
3. Retirar las gambas a una fuente y mantenerlas calientes.
4. Vuelve a calentar la sartén con el aceite de sésamo y añade las verduras.
5. Saltear hasta que las verduras estén tiernas, entre 6 y 8 minutos.
6. Cocinar el ajo y el jengibre durante 1 minuto más.
7. Bate el resto de los ingredientes y viértalos en la sartén.

8. Mezclar para cubrir las verduras y luego añadir las gambas y volver a calentar. Servir caliente.

Nutrición:
220 Calorías
12,7g Carbohidratos
2,6g de fibra

Tazón de Burrito de Pollo con Quinua

Tiempo de preparación: 15 minutos
Tiempo de cocción: 10 minutos
Porciones: 6
Ingredientes:

- 1 cucharada de chiles chipotles en adobo
- 1 cucharada de aceite de oliva
- ½ cucharadita de ajo en polvo
- ½ cucharadita de comino molido
- 1 libra de pechuga de pollo deshuesada y sin piel
- 2 tazas de quinua cocida
- 2 tazas de lechuga romana rallada
- 1 taza de frijoles negros
- 1 taza de aguacate picado
- 3 cucharadas de crema agria sin grasa

Direcciones:

1. Mezcla el chile chipotle, el aceite de oliva, el ajo en polvo y el comino en un tazón pequeño.
2. Precalienta una sartén para parrilla a temperatura media-alta y engrásala con aceite en aerosol.
3. Sazona el pollo con sal y pimienta y añádelo a la sartén de la parrilla.
4. Asa durante 5 minutos y luego dale la vuelta y úntalo con el glaseado de chipotle.
5. Cocinar de 3 a 5 minutos más hasta que esté bien cocido.
6. Retirar a una tabla de cortar y picar el pollo.
7. Montar los cuencos con 1/6 de la quinua, el pollo, la lechuga, las judías y el aguacate.
8. Cubrir cada uno con media cucharada de crema agria sin grasa para servir.

Nutrición:
410 Calorías
37,4g Carbohidratos
8,5g Fibra

Tortas de salmón al horno

Tiempo de preparación: 10 minutos
Tiempo de cocción: 20 minutos
Raciones: 4
Ingredientes:

- 15 onzas de salmón en lata, escurrido
- 1 huevo grande, batido
- 2 cucharaditas de mostaza de Dijon
- 1 cebolla amarilla pequeña, picada
- 1 ½ tazas de pan rallado integral
- ¼ de taza de mayonesa baja en grasa
- ¼ de taza de yogur griego sin grasa, natural
- 1 cucharada de perejil fresco picado
- 1 cucharada de zumo de limón fresco
- 2 cebollas verdes, cortadas en rodajas finas

Direcciones:

1. Poner el horno a 450°F y preparar la bandeja para hornear con papel pergamino.
2. Desmenuza el salmón en un bol mediano y luego añade el huevo y la mostaza.
3. Mezclar las cebollas y el pan rallado a mano, mezclando bien, y luego dar forma a 8 hamburguesas.
4. Engrasar una sartén grande y calentarla a fuego medio.
5. Freír las hamburguesas durante 2 minutos por cada lado.
6. Colocar las hamburguesas en la bandeja del horno y hornear durante 15 minutos.
7. Mientras tanto, batir el resto de los ingredientes.
8. Servir los pasteles de salmón al horno con la salsa cremosa de hierbas.

Nutrición:
240 Calorías
9,3g Carbohidratos
1,5g de fibra

Pimientos rellenos de arroz y albóndigas

Tiempo de preparación 15 minutos
Tiempo de cocción: 20 minutos
Para 4 personas
Ingredientes

- 4 pimientos morrones
- 1 cucharada de aceite de oliva
- 1 cebolla pequeña, picada
- 2 dientes de ajo picados
- 1 taza de arroz cocido congelado, descongelado
- 16 a 20 albóndigas pequeñas precocidas congeladas
- ½ taza de salsa de tomate
- 2 cucharadas de mostaza de Dijon

Instrucciones

1. Para preparar los pimientos, corta aproximadamente ½ pulgada de la parte superior. Saca con cuidado las membranas y las semillas del interior de los pimientos. Reservar.
2. En una sartén de 6 por 6 por 2 pulgadas, Combina el aceite de oliva, la cebolla y el ajo. Hornea en la freidora de aire de 2 a 4 minutos o hasta que estén crujientes y tiernos. Retirar la mezcla de verduras de la sartén y reservar en un bol mediano.
3. Añadir el arroz, las albóndigas, la salsa de tomate y la mostaza a la mezcla de verduras y remover para combinar
4. Rellenar los pimientos con la mezcla de carne y verduras.

5. Colocar los pimientos en la cesta de la freidora y hornear de 9 a 13 minutos o hasta que el relleno esté caliente y los pimientos estén tiernos.

Nutrición:
487 Calorías
57g Carbohidratos
6g Fibra

Filete y col salteados

Tiempo de preparación: 15 minutos
Tiempo de cocción: 10 minutos
Ración: 4 personas
Ingredientes
- ½ libra de solomillo, cortado en tiras
- 2 cucharaditas de maicena
- 1 cucharada de aceite de cacahuete
- 2 tazas de col roja o verde picada
- 1 pimiento amarillo picado
- 2 cebollas verdes picadas
- 2 dientes de ajo, en rodajas
- ½ taza de salsa comercial para saltear

Instrucciones
1. Mezclar el filete con la maicena y reservar
2. En un recipiente metálico de 6 pulgadas, Combina el aceite de cacahuete con la col. Colócalo en la cesta y cocínalo de 3 a 4 minutos.
3. Retira el bol de la cesta y añade el filete, el pimiento, la cebolla y el ajo. Vuelve a ponerlo en la freidora de aire y cocina de 3 a 5 minutos.
4. Añade la salsa salteada y cocina de 2 a 4 minutos. Servir sobre el arroz.

Nutrición:
180 Calorías
9g Carbohidratos
2g Fibra

Pollo al limón con pimientos

Tiempo de preparación: 5 minutos
Tiempo de cocción: 20 minutos
Porciones: 6
Ingredientes

- 1 cucharadita de almidón de maíz
- 1 cucharada de salsa de soja baja en sodio
- 12 oz. de pechugas de pollo, cortadas en tercios
- 1/4 de taza de jugo de limón fresco
- 1/4 de taza de salsa de soja baja en sodio
- 1/4 de taza de caldo de pollo sin grasa
- 1 cucharadita de jengibre fresco, picado
- 2 dientes de ajo picados
- 1 cucharada de Splenda
- 1 cucharadita de maicena
- 1 cucharada de aceite vegetal
- 1/4 de taza de pimiento rojo
- 1/4 de taza de pimiento verde

Direcciones
1. Mezcla 1 cucharadita de maicena y 1 cucharada de salsa de soja. 2. Añade los filetes de pollo en rodajas. Enfríe para marinar durante 10 minutos.
2. Mezclar el zumo de limón, 1/4 de taza de salsa de soja, el caldo de pollo, el jengibre, el ajo, la Splenda y 1 cucharadita de maicena.
3. Calentar el aceite en una sartén mediana. Cocinar el pollo a fuego medio-alto durante 4 minutos.
4. Añadir la salsa y los pimientos cortados. Cocinar de 1 a 2 minutos más.

Nutrición:
150 calorías
1g de fibra
6g de hidratos de carbono

Pollo a las hierbas de Dijon

Tiempo de preparación: 7 minutos
Tiempo de cocción: 25 minutos
Porciones: 4
Ingredientes

- 4 mitades de pechuga de pollo sin piel y sin hueso
- 1 cucharada de mantequilla
- 1 cucharada de aceite de oliva o vegetal
- 2 dientes de ajo, finamente picados
- 1/2 taza de vino blanco seco
- 1/4 de taza de agua
- 2 cucharadas de mostaza estilo Dijon
- 1/2 cucharadita de eneldo seco
- 1/4 cucharadita de pimienta molida
- 1/3 de taza de perejil fresco picado

Direcciones

1. Coloca las pechugas de pollo entre las hojas de envoltura de plástico o papel encerado, y golpee con un mazo de cocina hasta que tengan un grosor uniforme de aproximadamente 1/4 de pulgada.
2. Caliente la mantequilla y el aceite a fuego medio-alto; Cocina los trozos de pollo durante 3 minutos por cada lado. Pasar el pollo a una fuente; mantenerlo caliente y reservarlo.
3. Saltear el ajo durante 15 segundos en la sartén; añadir el vino, el agua, la mostaza, el eneldo, la sal y la pimienta. Hervir y reducir el volumen a la mitad, removiendo los trozos dorados del fondo de la sartén.
4. Rociar la salsa sobre las chuletas de pollo. Espolvorear con perejil y servir.
5.

Nutrición:
223 calorías
1g de fibra
6g de carbohidratos

Salteado de pollo con sésamo

Tiempo de preparación: 10 minutos
Tiempo de cocción: 30 minutos
Porciones: 6
Ingredientes

- 12 onzas de pechuga de pollo sin piel y sin hueso
- 1 cucharada de aceite vegetal
- 2 dientes de ajo, finamente picados
- 1 taza de floretes de brócoli
- 1 taza de coliflores
- 1/2 libra de champiñones frescos, cortados en rodajas
- 4 cebollas verdes, cortadas en trozos de 1 pulgada
- 2 cucharadas de salsa de soja baja en sodio
- 3 cucharadas de jerez seco
- 1 cucharadita de jengibre fresco finamente picado
- 1 cucharadita de maicena derretida en 2 cucharadas de agua
- 1/4 de cucharadita de aceite de sésamo
- 1/4 de taza de cacahuetes secos tostados

Instrucciones

1. Retirar la grasa del pollo y cortarlo en diagonal en tiras de una pulgada.
2. En una sartén grande antiadherente, calentar el aceite y saltear el pollo 4 minutos.
3. Sofreír el ajo durante 15 segundos; luego el brócoli y la coliflor, sofreír 2 minutos. A continuación, sofreír las setas, las cebollas verdes, la salsa de soja, el jerez y el jengibre durante 2 minutos.
4. Verter el arrurruz disuelto, el aceite de sésamo, los cacahuetes y el pollo. Cocinar hasta que se caliente y la salsa haya espesado.

Nutrición:
256 calorías
9g de hidratos de carbono
30g de proteínas

Pollo al romero

Tiempo de preparación: 9 minutos
Tiempo de cocción: 30 minutos
Porciones: 4
Ingredientes
- 1 pollo (de 2 1/2 a 3 libras) para asar a la parrilla
- Sal y pimienta negra molida al gusto
- 4 dientes de ajo, finamente picados
- 1 cucharadita de romero seco
- 1/4 de taza de vino blanco seco
- 1/4 de taza de caldo de pollo

Instrucciones
1. Precalentar la parrilla.
2. Sazona el pollo con sal y pimienta. Colocar en la bandeja de la parrilla. Asar 5 minutos por cada lado.
3. Situar el pollo, el ajo, el romero, el vino y el caldo en un horno holandés. Cocinar, tapado, a fuego medio unos 30 minutos, dándole la vuelta una vez.

Nutrición:
176 Calorías
1g Carbohidratos
1g Grasa

95. Sartén de pollo a la pimienta

Tiempo de preparación: 10 minutos
Tiempo de cocción: 35 minutos
Porciones: 4
Ingredientes

- 1 cucharada de aceite vegetal
- 12 onzas de pechugas de pollo sin piel y sin hueso
- 2 dientes de ajo finamente picados
- 3 pimientos (rojo, verde y amarillo)
- 2 cebollas medianas, cortadas en rodajas
- 1 cucharadita de comino molido
- 1 1/2 cucharadita de hojas de orégano seco
- 2 cucharaditas de chiles jalapeños frescos picados
- 3 cucharadas de zumo de limón fresco
- 2 cucharadas de perejil fresco picado
- 1/4 de cucharadita de sal

Instrucciones

1. En una sartén grande antiadherente, calentar el aceite a fuego medio-alto; saltear el pollo durante 4 minutos.

2. Cocinar el ajo durante 15 segundos, removiendo constantemente. Fríe las tiras de pimiento, la cebolla en rodajas, el comino, el orégano y los chiles durante 2 o 3 minutos.

3. Mezclar el zumo de limón, el perejil, la sal y la pimienta y servir.

Nutrición:
174 Calorías
6g de carbohidratos
21g de proteínas

Salmón al Dijon

Tiempo de preparación: 8 minutos
Tiempo de cocción: 26 minutos
Porciones: 3
Ingredientes

- 1 cucharada de aceite de oliva
- 1 1/2 libras de filetes de salmón, cortados en 6 trozos
- 1/4 de taza de zumo de limón
- 2 cucharadas de Equal (sustituto del azúcar)
- 2 cucharadas de mostaza de Dijon
- 1 cucharada de mantequilla o margarina en barra
- 1 cucharada de alcaparras
- 1 diente de ajo picado
- 2 cucharadas de eneldo fresco picado

Instrucciones

1. Calienta el aceite de oliva en una sartén grande antiadherente a fuego medio. Añade el salmón y cocínalo 5 minutos, dándole la vuelta una vez. Reduce el fuego a medio-bajo; tapa. Cocinar de 6 a 8 minutos o hasta que el salmón se desmenuce fácilmente con un tenedor.

2. Sacar el salmón de la sartén y ponerlo en un plato de servir; mantenerlo caliente.

3. Añadir a la sartén el zumo de limón, Equal, la mostaza, la mantequilla, las alcaparras y el ajo. Cocinar a fuego medio 3 minutos, removiendo frecuentemente.

4. Para servir, vierte la salsa sobre el salmón. Espolvorear con eneldo.

Nutrición:
252 Calorías
2g de carbohidratos
23g de proteínas

Carne de Cerdo Tirada

Tiempo de preparación: 10 minutos
Tiempo de cocción: 35 minutos
Porciones: 6
Ingredientes

- 1 lomo de cerdo entero
- 1 cucharadita de chile en polvo
- 1/2 cucharadita de ajo en polvo
- 1/2 taza de cebolla
- 1 1/2 cucharadita de ajo
- 1 lata (14,5 onzas) de tomates
- 1 cucharada de vinagre de sidra
- 1 cucharada de mostaza preparada
- 1 ó 2 cucharaditas de chile en polvo
- 1/4 de cucharadita de extracto de arce
- 1/4 de cucharadita de humo líquido
- 1/3 de taza de Equal (sustituto del azúcar)
- 6 panes de hamburguesa multicereales

Direcciones

1. Sazona la carne de cerdo con 1 cucharadita de chile en polvo y ajo en polvo; colócala en una bandeja para hornear. Hornea en el horno precalentado a 220°C de 30 a 40 minutos. Reservar durante 15 minutos. Cortar en rodajas de 2 a 3 pulgadas; desmenuzar las rodajas en trozos del tamaño de un bocado con un tenedor.

2. Cubrir una cacerola mediana con spray para cocinar. Cocinar la cebolla y el ajo durante 5 minutos. Cocina los tomates, el vinagre, la mostaza, el chile en polvo, el extracto de arce y el humo líquido en la cacerola. Deja que hierva; baja el fuego.

3. Cocinar a fuego lento, sin tapar, de 10 a 15 minutos. Espolvorear Equal.

4. Sazonar. Incorporar la carne de cerdo a la salsa. Cocinar de 2 a 3 minutos. Colocar la mezcla con una cuchara en los bollos.

Nutrición:

252 calorías

29g de carbohidratos

21g de proteínas

Salmón al limón con hierbas

Tiempo de preparación: 10 minutos
Tiempo de cocción: 27 minutos
Porciones: 2
Ingredientes

- 2 tazas de agua
- 2/3 de taza de farro
- 1 berenjena mediana
- 1 pimiento rojo
- 1 calabaza de verano
- 1 cebolla pequeña
- 1½ tazas de tomates cherry
- 3 cucharadas de aceite de oliva virgen extra
- ¾ cucharadita de sal, dividida
- ½ cucharadita de pimienta molida
- 2 cucharadas de alcaparras
- 1 cucharada de vinagre de vino tinto
- 2 cucharaditas de miel
- 1¼ libras de salmón cortado en 4 porciones
- 1 cucharadita de ralladura de limón
- ½ cucharadita de condimento italiano
- Gajos de limón para servir

Instrucciones

1. Coloca las rejillas en los tercios superior e inferior del horno; programa a 450°F. Prepara 2 bandejas para hornear con borde con papel de aluminio y cubra con spray para cocinar.
2. Hervir el agua y el farro. Ajustar el fuego a bajo, tapar y cocinar a fuego lento durante 30 minutos. Escurre si es necesario.

3. Mezclar la berenjena, el pimiento, la calabaza, la cebolla y los tomates con aceite, ½ cucharadita de sal y ¼ de cucharadita de pimienta. Repartir entre las bandejas de hornear. Asar en las rejillas superior e inferior, removiendo una vez a mitad de camino, durante 25 minutos. Ponlos de nuevo en la fuente. Mezclar con las alcaparras, el vinagre y la miel.

4. Frota el salmón con la ralladura de limón, el condimento italiano y el ¼ de cucharadita restante de sal y pimienta, y colócalo en una de las bandejas de hornear.

5. Asar en la rejilla inferior durante 12 minutos, según el grosor. Servir con farro, caponata de verduras y gajos de limón.

Nutrición
450 calorías
17g de grasa
41g de carbohidratos

Pollo al jengibre

Tiempo de preparación: 10 minutos
Tiempo de cocción: 25 minutos
Porciones: 5
Ingredientes

- 2 cucharadas de aceite vegetal - uso dividido
- 1 libra de pechugas de pollo deshuesadas y sin piel
- 1 taza de tiras de pimiento rojo
- 1 taza de champiñones frescos cortados en rodajas
- 16 vainas de guisantes frescos, cortadas por la mitad en sentido transversal
- 1/2 taza de castañas de agua en rodajas
- 1/4 de taza de cebollas verdes cortadas en rodajas
- 1 cucharada de raíz de jengibre fresco rallado
- 1 diente de ajo grande, machacado
- 2/3 de taza de caldo de pollo reducido en grasas y sodio
- 2 cucharadas de Equal (sustituto del azúcar)
- 2 cucharadas de salsa de soja ligera
- 4 cucharaditas de maicena
- 2 cucharaditas de aceite de sésamo oscuro

Instrucciones
1. Calentar 1 cucharada de aceite vegetal en una sartén grande a fuego medio-alto. Sofríe el pollo hasta que ya no esté rosado. Retira el pollo de la sartén.
2. Calentar el resto de la cucharada de aceite vegetal en la sartén. Añadir los pimientos rojos, las setas, las vainas de guisantes, las castañas de agua, la cebolla verde, el jengibre y el ajo. Saltear la mezcla de 3 a 4 minutos hasta que las verduras estén crujientes y tiernas.
3. Mientras tanto, mezcla el caldo de pollo, Equal, la salsa de soja, la maicena y el aceite de sésamo hasta

que quede suave. Incorporar a la mezcla de la sartén. Cocinar a fuego medio hasta que esté espeso y claro. Incorporar el pollo y calentar. Sazona con sal y pimienta al gusto, si lo deseas.

4. Servir sobre arroz cocido caliente, si se desea.

Nutrición:

263 calorías

11g de grasa

11g de carbohidratos

Pollo Teriyaki

Tiempo de preparación: 7 minutos
Tiempo de cocción: 26 minutos
Porciones: 6
Ingredientes

- 1 cucharada de maicena
- 1 cucharada de agua fría
- 1/2 taza de Splenda
- 1/2 taza de salsa de soja
- 1/4 de taza de vinagre de sidra
- 1 diente de ajo picado
- 1/2 cucharadita de jengibre molido
- 1/4 cucharadita de pimienta negra molida
- 12 mitades de pechuga de pollo sin piel y sin hueso

Instrucciones

1. En una cacerola pequeña a fuego lento, mezcla la maicena, el agua fría, Splenda, la salsa de soja, el vinagre, el ajo, el jengibre y la pimienta negra molida. Dejar cocer a fuego lento, removiendo con frecuencia, hasta que la salsa espese y haga burbujas.
2. Precalentar el horno a 220°C (425°F).
3. Colocar los trozos de pollo en una fuente de horno de 9x13 pulgadas ligeramente engrasada. Pincelar el pollo con la salsa. Dar la vuelta a las piezas y volver a pincelarlas.
4. Hornea en el horno preparado durante 30 minutos. Dar la vuelta a las piezas y hornear durante otros 30 minutos. Pincelar con la salsa cada 10 minutos durante la cocción.

Nutrición:
140 calorías
3g de carbohidratos
25g de proteínas

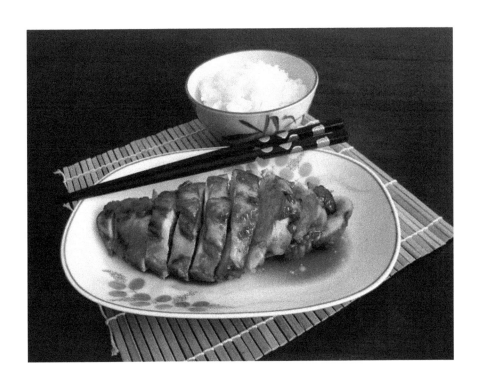

Lightning Source UK Ltd.
Milton Keynes UK
UKHW020939260221
379431UK00001B/33

9 781914 036866